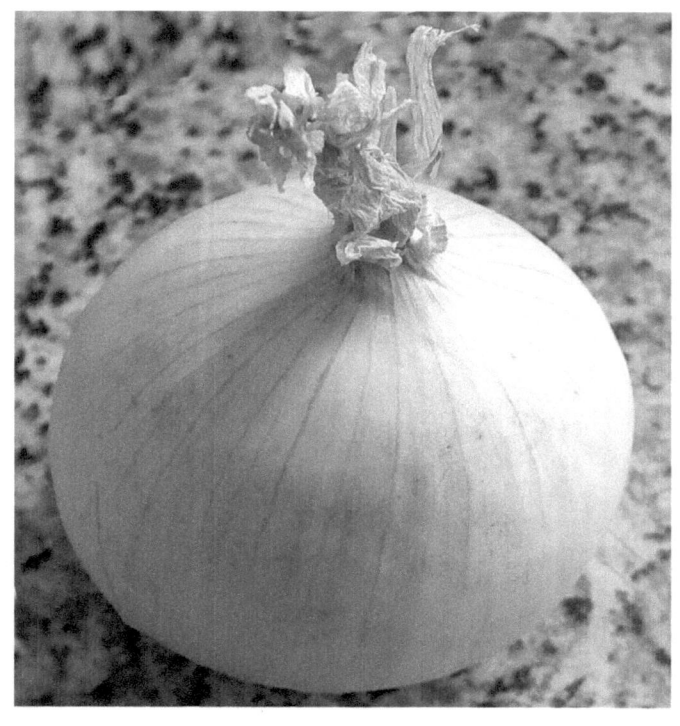

I testi e le immagini presenti nel libro sono di proprietà di Stefano Benedetti. Divieto, anche parziale, di sfruttamento commerciale non autorizzato in forma manoscritta dall'autore..

Sommario

Allium Cepa,

cioè tutto quello che è utile sapere sulla cipolla

Tracce nella storia umana

Allium cepa è il nome scientifico della pianta conosciuta comunemente come cipolla.

Questo ortaggio è originario dell'Asia ed era conosciuto e apprezzato già da tempi molto antichi (età del bronzo).

Però non è certo se in quel periodo, oltre ad essere consumata, fosse anche coltivata.

Sicuramente sono migliaia di anni che la cipolla accompagna il cammino dell'uomo.

Tracce si trovano nell'**antico Egitto** dove era consumata, insieme all'aglio e altri ortaggi, dagli schiavi che costruivano le piramidi.

La cipolla è stata oggetto di culto da parte degli Egizi, in quanto associata al concetto di vita eterna per la sua forma e consistenza, mentre per il suo aroma si diceva che potesse far respirare nuovamente i morti.

Tracce di cipolla sono state trovate nelle orbite di Ramsese II.

In vita, sembra però che i Faraoni evitassero la cipolla perché ritenevano che il suo odore non fosse gradito agli Dei.

Gli ebrei la rimpiangono durante la traversata del deserto. (Numeri 11, 5)

Gli **antichi romani** la usavano al pari dell'aglio e gli antichi greci erano convinti che depurasse il sangue.

Nella città di **Alife**, in un'iscrizione sepolcrale del I secolo d.c. viene citata la ceparia archene.

Sembra che la coltivazione della cipolla di **Breme** sia stata tramandata fin dal X secolo quando i monaci benedettini della Novalesa la coltivavano.

Nel medioevo oltre ad essere molto diffusa a scopo alimentare, era usata anche come moneta per alcune forme di pagamento. Similmente all'aglio era impiegata contro i morsi del serpente e mal di testa.

Nel Quattrocento e nel Cinquecento si credeva che la cipolla avesse proprietà afrodisiache e che la sua potenza fosse inversamente proporzionale alle fasi della luna.

Nello statuto comunale di **Cannara** risalente al XVI secolo troviamo la cipolla citata come prodotto da coltivare fuori dall'orto. Quindi la destinazione era su superfici più vaste.

Nel 1493 arriva in America con Cristoforo Colombo.

Nel 1500-1600 comincia a essere usata per risolvere il problema dell'infertilità delle donne e degli animali che vivevano a stretto contatto con l'uomo.

Nel 1864, durante la guerra civile americana, il generale Grant per contrastare la dissenteria che assillava le sue truppe, inviò un telegramma in cui affermava che non avrebbe mosso le sue truppe senza cipolle. Gli furono inviati tre vagoni di cipolle.

Tracce nella letteratura antica

Omero cita la cipolla nell'Iliade.

La cipolla è citata nei geroglifici della piramide di **Cheope**.

L'antico greco **Ippocrate di Coo** nella sua opera *Il Regime* ne parla in senso negativo mentre il naturalista Teofrasto (allievo di Aristotele) nella *Storia delle piante* descrive alcune varietà di cipolla dell'epoca.

Aristofane in *Donne all'Assemblea* riporta una battuta sulla cipolla.

Tracce certe e antiche si trovano in un manoscritto del IX secolo. Il libro è conosciuto come **Medicinale Anglicum** e tratta la medicina di quel periodo dividendo i disturbi in esterni e interni. Tra i rimedi proposti ce n'è uno davvero interessante.
Le istruzioni sono precise e indicano come ingredienti: l'aglio, la cipolla o il porro, il fiele di bue e il vino. Bisogna mettere il tutto in un recipiente di ottone a fermentare. Poi dopo nove giorni di riposo si può utilizzare. Studiosi hanno ricreato la pozione e poi l'hanno sperimentata su Staphylococcus aureus che

risultavano ormai resistenti agli antibiotici. Il risultato è che il 90% dei batteri è stato ucciso dalla pozione.

La cipolla di **Medicina** è indicata nell'opera di Pier Crescenzi *Ruralium commodorum libri duodeci*m del XVI secolo.

È indicata per la cucina e per le sue proprietà medicinali anche nel trattato di **Baldassarre Pisanelli** *Trattato della natura de' cibi et del bere*. Inoltre compare nel 1664 nel trattato *L'economia del cittadino in villa* di Vincenzo Tanara.

Quasi nello stesso periodo, **Bartolomeo Scappi** (cuoco segreto del papa Pio V), mette nel suo trattato nove ricette basate tutte sulla cipolla.

La cipolla di **Certaldo** è citata da Boccaccio (nato a Certaldo) nel VI libro del Decameron. Compare anche nello stemma del comune.

La cipolla di **Cannara** è citata in un lavoro del 1863 di Giuseppe Bianconi intitolato *Notizie di cinque comuni dell'Umbria raccolte ed offerte*

da Giuseppe Bianconi.
Se ne parla anche nel lavoro di Enrico Galletti
del 1879 *Statistica medico-sociale di Cannara.*

Dostoevskij nel suo capolavoro *I fratelli
Karamazov* riporta una leggenda che riguarda
la cipolla.

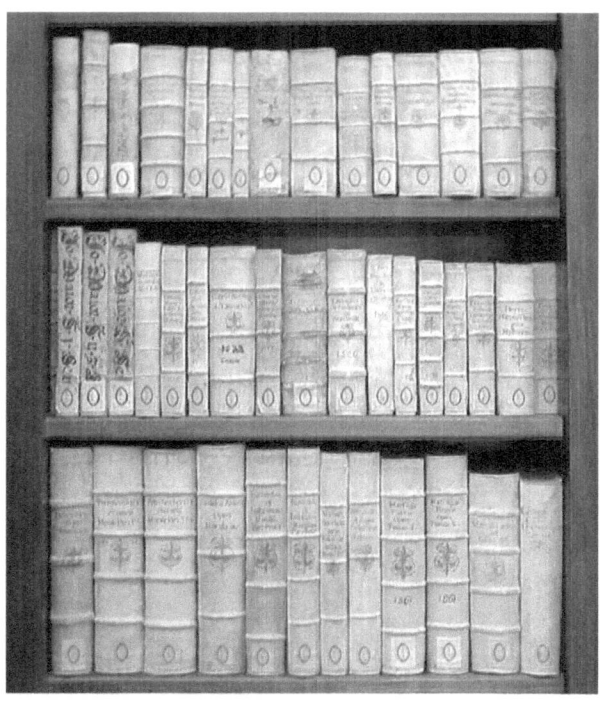

Proprietà benefiche e fitoterapiche

Sono molteplici gli impieghi di questa pianta finalizzati a curare o coadiuvare. Il suo potere nutritivo è buono in quanto contiene vitamine, sali minerali, oligoelementi, fermenti, flavonoidi e un ormone che ha proprietà antidiabetiche.

È antibiotica e antibatterica – il succo passato sulla pelle, sulla parte da curare, ha potere disinfettante.

È espettorante – la cipolla da sola o con altri elementi che favoriscono la sua azione, ha potere espettorante cioè favorisce l'espulsione di accumuli di muco o di catarro.

È decongestionante – la cipolla ha un'azione decongestionante del tratto laringeo e faringeo. Con questa finalità si possono fare dei gargarismi o degli sciacqui con il succo.

È depurativa e diuretica – il succo è diuretico, depurativo e fluidificante tanto che è consigliato a tutti colore che hanno problemi di questo tipo.

È sedativa – favorisce e agevola il sonno.

È ipoglicemizzante – il bulbo ha questa proprietà, infatti abbassa il livello glicemico e quindi permette un minor impiego di insulina nelle cure per il diabete.

È cosmetica – purifica le pelli con foruncoli e acne.

È tonificante – ha un'azione tonica sul cuore. Il bulbo della cipolla lessato aiuta la prevenzione dall'infarto.

È efficace – contro la tosse e infezioni bronchiali.

In ambiente fitoterapico è utilizzata, in forma di decotto, per gli ascessi e i geloni. È utilizzata anche per rinvigorire i capelli prolungandone la tenuta e la durata.
La cipolla si è rivelata utile anche in quei soggetti che hanno la pelle secca e spesso alterata.

Modi di assunzione a fini terapeutici

Decotto di cipolla

La preparazione è molto semplice. Bisogna togliere tutto il rivestimento esterno dei bulbi e poi lavarli bene.

Tagliate i bulbi in acqua in maniera tale che le parti solforose della cipolla non entrino a contatto con i vostri occhi.

Si mettono a bollire in acqua per 15 minuti.

La soluzione che si ottiene deve essere filtrata.

Indicativamente utilizzare due cipolle per 1 litro di acqua per preparare il decotto.

Il decotto poi deve essere bevuto a intervalli regolari durante la giornata lontano dai pasti.

Il decotto ha proprietà depurative, drenanti e ipotensive.

Per contrastare gli effetti della cellulite o per decongestionare la pelle dalle infiammazioni, si può applicare sulla pelle imbevendo una garza con il decotto.

Invece se si vuole contrastare la tosse secca, al decotto preparato è meglio aggiungere tre cucchiai di miele (integrale e vergine) e un pizzico di curcuma.

Infuso di cipolla

Si può preparare un infuso di cipolla per godere dei benefici che offre questa pianta.
500 gr. di cipolla tagliata a fette, lasciarla macerare per tre giorni in 1 litro di vino bianco secco. Bere un bicchierino lontano per tre volte al giorno dai pasti.

Sciroppo di cipolla

Tagliate a fettine sottili una cipolla e mettetele in un contenitore idoneo. Ricoprite i pezzetti di cipolla con zucchero di canna integrale vergine. Coprite il contenitore con un piattino. Lasciate macerare per qualche ora. Si formerà uno sciroppo zuccherato che potrete prendere in dosi di un cucchiaio al giorno per contrastare influenze e raffreddori o tosse.

Varianti

Un altro tipo di sciroppo efficace per i medesimi disturbi è quello che impiega miele. È meglio che usiate miele di eucalipto. Tagliate a fette una cipolla e su ognuna cospargete il miele. Poi impilate le fette disponendole su un piatto cupo. Lasciate riposare per un giorno al termine del quale si formerà un liquido dolce. Un cucchiaio al giorno del liquido formatosi ai lati della pila è un valido aiuto.

Succo di cipolla

Innanzitutto bisogna togliere i veli esterni. Tagliate in prossimità della radice e con la mano togliere la parte esterna.
Io consiglio di togliere, qualora ci fossero alterazioni le parti della prima tunica.
Tagliate anche dalla parte opposta alla radice una fettina.
Lavate a fondo la cipolla sotto l'acqua corrente finché risulterà pulita.
Mettete una grattugia in una ciotola abbastanza ampia da consentirvi il movimento con le mani.
Strofinate la cipolla finché sarà completamente grattugiata.
Trasferite la polpa della cipolla in un colino e mettetelo su una ciotola di dimensioni tali che il colino non cada al suo interno.
Premete la polpa in maniera tale che il succo cada nella ciotola sottostante, se le maglie del colino sono di grandezza idonea la polpa non cadrà nella ciotola.
Prendete la polpa e mettetela in un telo (tipo quello per il formaggio) e spremete finché non

esce più succo.

Varianti

La prima variante prevede l'uso di un frullatore.
In questo caso bisogna tagliare in pezzi di dimensione media la cipolla affinché il frullatore lavori bene.
Dopo aver messo i pezzi nel frullatore tenetelo in azione finché la consistenza diventa come quella di un purè.
Se alcuni pezzi non dovessero essere presi dalle lame del frullatore, fermatevi, aprite, con un mestolo spostate i pezzi e riavviate.
Quando pronta disponete sul colino posto sulla ciotola, un telo in maniera tale che quando verserete il succo, la polpa sia trattenuta.
Poi manualmente continuate a premere la polpa finché tutto il succo possibile cada nel colino.
Un'altra variante possibile è quella di usare uno spremiagrumi.
Lo spremiagrumi adatto è quello a centrifuga elettrica con piano inclinato e becco di raccolta.
Dividete la cipolla in quarti e uno alla volta spremetelo nell'apparecchio.

Tisana di cipolla

Si possono usare i veli esterni del bulbo.
Toglieteli dal bulbo e lavateli accuratamente.
Mette l'acqua sul fuoco e quando bolle spegnete la fiamma.
Mettete i veli e lasciateli in infusione per 15 minuti.
A vostro piacimento potete aggiungere miele o zucchero di canna integrale vergine.
Allieva i problemi che si manifestano con tosse.

Vino di cipolla

Risulta un valido coadiuvante nella cura delle affezioni urinarie.
Procuratevi un litro di vino bianco di qualità che non abbia additivi chimici e mezzo chilo di cipolle.
Tagliate a pezzetti piccole le cipolle e mettetele a macerare per due giorni nel vino.
Passato questo tempo filtrate la soluzione.
Una dose equilibrata sono due bicchieri ogni giorno.

Controindicazioni nell'uso

L'assunzione eccessiva della cipolla è sconsigliata così come per qualsiasi altro alimento.

Inoltre devono evitare di mangiare le persone che hanno uno stato di iperacidità, soffrono di ulcera gastroduodenale o sono malati di fegato.

Devono far attenzione anche le persone che assumono farmaci ipotensivi e diuretici in quanto la cipolla ne potenzia l'effetto.

Varietà coltivate in Italia

L'elenco descrive le caratteristiche salienti delle varietà coltivate in Italia e le indica con il nome della località così come sono conosciute comunemente.

Sicuramente ci sono alcune varietà che non compaiono nell'elenco perché su di esse non avevamo dati certi e comunque nella nostra ricerca di informazioni non sono risultate. Quindi mi scuso se qualcuno leggendo questa sezione non troverà la varietà di cipolla coltivata nella zona dove vive.

Cipolla di Acquaviva delle fonti: è una varietà che ha un colore che va dal rosso carminio al violaceo con la particolarità che man mano si procede verso l'interno questo degrada fino a diventare bianco. La forma è piatta e può raggiungere anche i quattro etti di peso. Il sapore è dolce.

Cipolla di Andezeno: ci sono quattro varietà distinte con i colori o la forma. I quattro tipi sono: bianca, ramata, piatta e viola. La cipolla bianca ha la forma rotonda e ovviamente il colore bianco. Il sapore non è abbastanza dolce e presenta una forte nota piccante. La cipolla ramata è di forma tonda e con colore che ricorda il rame.

Contrariamente alla precedente ha un sapore dolce e quasi per niente piccante.

La cipolla piatta ha il colore dorato e forma piatta e sapore simile alla ramata.

La cipolla viola ha forma tonda e colore viola. Il sapore è decisamente piccante.

Cipolla di Bassano: ne esistono due varietà una precoce e una tardiva.

Il sapore è dolce, la colorazione è rosa acceso e la forma appiattita con un peso che oscilla tra un etto e due etti.

Cipolla di Banari: si presenta con l'interno bianco e l'esterno colore giallo con forma tendente al piatto e di grande dimensioni.

Il peso può arrivare ad 1kg.

Il sapore è dolce e risulta indicata per essere cucinata al forno.

Se la si mantiene al fresco, al buio e all'asciutto, si conserva a lungo.

Cipolla di Boretto: si presenta bianca con colore esterno giallino.

La forma è tendente al piatto ed è piccola. Molto utilizzata nei sottoaceti industriali o insieme a salumi come antipasto nel circuito della ristorazione.

Cipolla di Brunate: piccola, fragrante, bianca sia all'interno che all'esterno.
È molto utilizzata nei sottoaceti.

Cipolla di Cavasso Nuovo: vedi *Cipolla della Val Cosa.*

Cipolla di Cannara: è una varietà coltivata già nei secoli passati e la dizione comprende tre tipi diversi.
Il primo è la così detta dorata di Parma che ha la forma come una trottolina e colore giallo.
Il secondo è la cipolla borettana che è di colore giallo paglia e forma appiattita.
Il terzo è la cipolla rossa di Firenze che è tonda e di color rosso e presenta uno schiacciamento superiormente.

Cipolla di Castelnovo del Friuli: vedi *Cipolla della Val Cosa.*

Cipolla di Certaldo: ci sono due tipi di cipolla che sono la statina e la vernina.
 La prima è di colore rosso-viola e forma tonda.
La seconda invece ha un colore rosso più deciso e la forma è appiattita.

Cipolla di Chioggia: ha forma tonda e colore bianco.

Cipolla di Cureggio: è una cipolla di colore biondo e forma tonda un poco appiattita in senso orizzontale.
Può raggiunger un peso di 400 grammi, ma la media è intorno ai due etti.
Il sapore è dolce e si mantiene a lungo.
Cipolla dolce: è un tipo di cipolla molto dolce che ha poco zolfo e molta acqua.

Cipolla di Fara Filiorum Petri: varietà molto dolce che ha forma piatta e la consistenza carnosa.
Può raggiungere ragguardevoli pesi, ci sono stati esemplari intorno al chilo.

Cipolla di Firenze: il bulbo è rosso scuro e le dimensioni medio – grandi.
La forma è come una trottola leggermente schiacciata sui poli.
La polpa è bianca con le tuniche interne striate in rosso, è soda e il sapore intenso.

Cipolla di Fontaneto d'Agogna: vedi *Cipolla di Cureggio.*

Cipolla di Giarratana: è un tipo di cipolla con colore biancastro e forma appiattita.

Può raggiungere pesi eccezionali (anche 2 kg), ma mediamente pesa intorno al mezzo chilo.

Il sapore è dolce e la polpa ha consistenza carnosa.

Cipolla di Lucca: è una cipolla di dimensioni medie-grandi e di colore rosso. La forma è arrotondata.

Cipolla di Manfredonia: vedi *Cipolla di Margherita di Savoia.*

Cipolla di Margherita di Savoia: è un tipo di cipolla apprezzata perché il bulbo è tenero e la sua parte secca è minima. Inoltre è dolce e scarsamente pungente. La forma è tonda e il colore bianco.

Cipolla di Medicina: ci sono tre tipologie che rientrano sotto questa varietà e sono la bianca, la dorata e la rossa. La prima ha forma sferica, colore bianco e sapore un poco pungente. La grandezza è media. La seconda ha forma tondeggiante e colore giallo-bronzo. La terza ha forma tonda e colore rosso-viola. La polpa è carnosa.

Cipolla di Milano: è una varietà con un colore rosso pieno alquanto ramato.

La forma è quella di una trottola un poco allungata di dimensioni grandi.

La polpa è bianca ed ha un sapore dolce e un profumo originale. Si conserva a lungo.

Cipolla di Montoro: è un tipo di cipolla che si presenta con diverse forme da quella tonda a trottola a quella appiattita con colore esterno simile al rame e internamente bianco con striature viola.

Il sapore è dolce con un particolare aroma.

Cipolla di Parma: è una varietà di grandi dimensioni con colore dorato.

Il sapore è molto piccante e si conserva a lungo.

Cipolla di Partanna: è una cipolla di notevoli dimensioni che può raggiungere anche il chilo.

Il suo colore è rossastro e il sapore dolce.

Caratteristico il fatto che durante la pelatura non induce la lacrimazione.

Cipolla di Pedaso: è una varietà di medio – piccole dimensioni con forma semi-piatta.

Caratteristica saliente è l'assenza di sostanze

che inducono la lacrimazione.
Esternamente ha un colore rosso mentre la polpa è bianca. Il sapore è dolce.

Cipolla di Pignone: è una cipolla di grandi dimensioni che puè raggiungere il peso di 800 grammi. La forma è ovale molto schiacciata sui poli. Il sapore è dolce.

Cipolla di Pompei: è una cipolla di dimensioni piccole che presenta un appiattimento sopra e sotto. Il colore è bianco con striature verdi e il sapore pieno e intenso.

Cipolla di Suasa: varietà di cipolla dal sapore dolce, il colore del bulbo è rosaceo, così come il colore della superficie esterna (buccia). Nel corso degli anni il seme di questa cipolla è stato mescolato ad altri semi, per questo la forma di questa varietà di cipolla può essere abbastanza piccola e leggermente allungato, oppure di grandi dimensioni, anche il colore si differenzia un poco, nel primo caso può essere di colore rosa-dorato, mentre nel secondo più deciso e tendente quindi al rosso-dorato.

Cipolla di Savona: è una varietà con la forma a trottola e dimensioni medio grandi. Il colore esterno è rosso-viola mentre l'interno è bianco-rosa. La consistenza della polpa è solida e il sapore dolce.

Cipolla di Sermide: è una varietà di colore giallo paglia e ha la forma di un globo e mediamente un peso di un etto abbondante.

Cipolla di Treschietto: è una cipolla piccola, rosa e di forma tonda. Il sapore è dolce.

Cipolla di Tropea: è un tipo di cipolla che può avere forma tonda oppure ovale. Il colore esterno è rosso-viola mentre le tuniche interne sono bianche. La parte interna è carnosa ed è apprezzata e ricercata perché molto digeribile e risulta apportare poche calorie.

Cipolla della Val Cosa: è una varietà di cipolla appiattita che raggiunge dimensione medie. Il colore è rosa ed è apprezzata perché dolce e scarsamente pungente. Si conserva a lungo.

Cipolla di Voghera: ha una forma a trottola leggermente schiacciata di dimensioni piccole. Il colore è dorato e il sapore pungente.

Cipolla di Zapponeta: vedi *Cipolla di Margherita di Savoia.*

Caratteristiche della coltivazione

La cipolla ha le radici che risiedono molto superficialmente nel terreno, quindi le sostanze nutritive non devono essere a una profondità maggiore di 40 centimetri.

L'acqua deve rimanere in superficie ed essere propagata sul terreno a bassa pressione frequentemente.

Per germinare la pianta ha bisogno di temperature nell'intervallo tra i 12 e i 25 °C con preferenza tra quelle tra 20 e 25 °C. La pianta può sopportare temperature assai inferiori, ma è preferibile non sottoporla a stress termici.

Il terreno ideale è quello non argilloso, senza eccessi di sostanza organica e di presenza salina, ben drenato.

La pianta è sensibile all'ozono e all'anidride solforosa che è nell'aria.

La pianta ha bisogno di azoto, fosforo e potassio, quindi si può rendere necessaria e utile la concimazione però con concimi minerali perché quelli organici rendono più vulnerabili i bulbi agli attacchi dei parassiti. Inoltre il concime organico ritarda l'accrescimento dei bulbi.

La concimazione deve essere abbondante in

quanto la cipolla assorbe lentamente i nutrienti perché le sue radici sono superficiali e prive di peli radicali.

I periodi di concimazione migliore sono: alla semina, quando si forma la quarta foglia e quando i bulbi cominciano a diventare grandi.

La pianta nasce dal seme in un tempo che può andare da nove a ventidue giorni e dipende dalle condizioni ambientali e del terreno in cui la pianta si sviluppa.

Prima della nascita della terza foglia la pianta dipende ancora dalle sostanze contenute nel seme, ma poi siccome sviluppa le radici dipende dal terreno.

Solitamente dopo la nascita della settima foglia, cominciano a formarsi i bulbi. I bulbi continuano la fase di ingrossamento per periodi che variano tra le sei e le otto settimane in relazioni ai fattori ambientali. Questo sviluppo dipende dal tempo dalla quantità di luce che ricevono e dalla temperatura.

Questi due fattori sono legati tra loro e aumentando uno si riduce l'altro necessario.

Altri fattori che influenzano la crescita del bulbo sono legati alla quantità di azoto nel terreno, quindi un eccesso di questo rallenta lo sviluppo mentre un alto rapporto potassio azoto lo agevola.

Se il fosforo è in grande presenza agevola la crescita del bulbo.

La maturazione del bulbo è completa quando il suo collo appassisce e poi si secca.

La semina si può realizzare con tre elementi diversi: con il seme, trapiantando piantine, con i bulbi.

Il periodo migliore della semina dipende dal tipo di cipolla e dalla destinazione di uso che si vuole ottenere, indicativamente se si trapiantano piantine va bene il periodo tra settembre e dicembre, mentre per i bulbi è meglio aspettare la fine dell'inverno.

La conservazione ottimale del prodotto avviene a una temperatura intorno agli 0°C e un'umidità tra il 60 e il 72%.

Importante per una buona riuscita è:

- avvicendare almeno ogni tre anni la coltivazione della cipolla con quella di carote, cereali, radicchio e insalata,
- evitare ristagni di acqua nel terreno,
- arare a 40 cm di profondità e interramento dei residui delle colture,
- usare letame completamente maturo, altrimenti si rischia lo sviluppo di malattie fungine,
- apportare acqua frequentemente, ma in quantità limitata.

Malattie della cipolla

Le malattie possono localizzarsi su varie zone della pianta delle cipolle. Alcune colpiscono le foglie, altre le radici, ma anche la parte superiore del bulbo.

Sicuramente, la più temuta è quella che è conosciuta come la **peronospora** della cipolla che può attaccare le foglie e gli steli delle piante.

La presenza della peronospora è evidenziata dal fatto che alcune aree delle foglie o degli steli assumono un colore verde sbiadito o giallo-marroncino. La forma di queste aree può essere ovale.

Sulle superfici colpite si formano gli sporangi (accumuli di spore) che inizialmente sono di color grigio trasparente e poi diventano violaci.

La peronospora porta al collasso le foglie e, anche se raramente uccide la pianta, sicuramente ne altera lo stato. Ad esempio, il bulbo può subire una riduzione di crescita o risultare alterato nell'apice con un effetto tipo spugna.

Le spore si formano di notte in condizioni di elevata umidità con temperature comprese nel lasso tra 4 e 26 °C. Anche un eccesso di rugiada può causare le condizioni di umidità adatte all'infezione quindi non sono strettamente necessarie abbondanti piogge.

La prevenzione consiste nel far crescere in un contesto ambientale adeguato e la lotta per via chimica si può condurre con i prodotti anti peronospora reperibile sul mercato.

Altri interventi che possono risultare utili sono:

- drenare accuratamente il terreno,
- irrigare solo se realmente necessario,
- utilizzare solo bulbi sani,
- limitare la fertilizzazione azotata,
- distruggere le coltivazioni infette.

L'**Alternaria** si manifesta con piccole alterazioni di forma ellittica di colore marrone che può diventare violaceo alonato in giallo. L'infezione porterà al distacco del tessuto colpito. Si possono usare prodotti specifici e a volte si sono rivelati idonei anche quelli anti peronospora.

Un'altra malattia che può colpire la cipolla, di tipo fungino, è la **Botrytis squamosa.**

Colpisce le foglie e attraverso la macerazione del tessuto ne provoca la distruzione.

Le parti colpite appaiono biancastre e molte di queste con alone circostante.

Le condizioni ambientali ottimali per lo sviluppo della malattia sono umidità relativa alta, foglie bagnate per lunghi periodi di tempo, temperature calde, ma non eccessive.

Si è riscontrata una relazione diretta tra il periodo in cui le foglie risultano bagnate e la temperatura. Ad esempio, per una temperatura compresa tra i 14 e i 26 °C si è riscontrato uno sviluppo della malattia per un periodo, in cui le foglie sono rimaste bagnate per otto ore.

La così detta ruggine è causata dal fungo **Puccinia** rilevabile della comparsa di macchie giallastre.

Bisogna per contrastare l'avanzata, eliminare le parti infette. Si possono anche usare prodotti specifici o per prevenire utilizzare varietà precoci.

Altra malattia che può colpire la cipolla è la Botrytis cinerea.

Le foglie inizialmente presentano delle macchie di forma ovale di colore biancastro con un alone, a volte, verde brillante con il tessuto intorno argentato.

Praticamente con lo sviluppo, le spore germinano e producono generi di enzimi che alterano e uccidono il tessuto delle foglie. Le condizioni ambientali ottimali per lo sviluppo di questo processo sono foglie bagnate a lungo dalla rugiada o dalla pioggia e temperature calde, ma non eccessive.

Per contrastare la malattia, bisogna intervenire nella fase iniziale con trattamenti a base di equiseto a intervalli settimanali.

Alterazioni allo stato delle foglie possono essere causate dal fungo **Stemphylium vesicarium.**
In questo caso piccole alterazioni allungate di colore variabile dal giallo al marrone necrotizzano le foglie. Il fungo si sviluppa più probabilmente sui tessuti che hanno subito lesioni (anche dovute ad altre malattie) o su quelli senescenti. Trattamenti con i fungicidi possono risultare un valido aiuto.

Il così detto attacco della mosca avviene per opera di un insetto, (**Delia antiqua**) che deposita sul bulbo la larva che poi si ciba dei tessuti. I bulbi così sono preda dei batteri che portano alla morte della pianta. La disinfestazione preventiva del terreno è un'arma efficace così come è valida posticipare la semina in maniera tale da non essere soggetti alla prima generazione.

Altre patologie sono indotte da: Agrotis, Ditylenchus dipsaci, Thrips tabaci, Fusarium, Nottue terricole, Potyviru, Agriotes, Myzus ascalonicus.

La cipolla a difesa delle coltivazioni

Infuso

L'infuso di cipolla si rivela utile nella difesa delle piante da afidi e parassiti. Per realizzarlo fate quanto segue.

Lavate bene la cipolla e trituratela senza pelarla e mettetela in un litro di acqua. Portate a ebollizione e lasciate bollire per 15 minuti circa. Filtrate la soluzione quando è fredda e poi mettetela in uno spruzzatore.

Irrorate le piante la sera, una volta a settimana o più volte in caso di situazione grave.

Collaborazione con la carota

La cipolla tiene lontano diversi tipi di mosche, ma anche quelle della carota che a sua volta tiene lontane quelle della cipolla. Una collaborazione che applicata nelle colture può evitare guai seri a entrambe le piante. Quindi coltivarle vicine assicura un mutuo soccorso.

Il mal bianco: l'oidio

L'oidio è un fungo che ricopre le piante. Per combatterlo bisogna preparare un decotto.
Prendete 16 bucce di cipolla e 6 spicchi di

aglio e metteteli a bollire in acqua per 25 minuti. Quando il preparato è freddo, filtratelo e mettetelo in uno spruzzatore. Nebulizzate il preparato sulle piante la sera.

Insetticida naturale

Io sconsiglio sempre la categoria di insetticidi chimici che oltre ad uccidere gli insetti, in qualche modo e in parte finiscono sulla nostra tavola procurandoci direttamente o indirettamente dei danni. Si può creare un valido insetticida naturale che risulta atossico per noi. Procuratevi un peperoncino, un aglio e una cipolla. Lavateli e fateli a pezzetti e inserite tutto in un frullatore. Fate agire il frullatore finché il tutto diventa una pasta densa. Mette la pasta ottenuta in una pentola e versate fino a coprire tutto con acqua tiepida. Lasciate riposare per 25 minuti. Filtrate il composto e il liquido ottenuto mettetelo in uno spruzzatore. Irrorate le piante ogni 4 giorni. Il composto si mantiene bene se conservato in frigorifero per due settimane circa.

Cimici e tignole

La cipolla e anche l'aglio sono attivi contro questi insetti. Una buona soluzione è preparare un macerato di cipolle e aglio e poi spruzzarlo sulle piante e sul terreno circostante.

Composizione chimica della cipolla

La composizione chimica che segue è quella fornita dell'INRAN(Istituto nazionale di ricerca per gli alimenti e la nutrizione)
I valori riportati si riferiscono a 100 grammi di cipolla cruda.

Valori nutrizionali

Parte edibile 83%
Energia 26 Kcal
Acqua 92,1 grammi
Calcio 25 milligrammi
Carboidrati 5,7 grammi
Ferro 0,4 milligrammi
Fibre alimentari 1grammo
Fosforo 35 milligrammi
Lipidi 0,1 grammo
Potassio 140 milligrammi
Proteine 1,0 grammo
Sodio 10 milligrammi
Vitamina A (retinolo equivalente) 3 microgrammi
Vitamina B1 (tiamina) 0,02 milligrammi
Vitamina B2 (riboflavina) 0,03 milligrammi
Vitamina C 5 milligrammi
Vitamina PP (niacina) 0,50 milligrammi
Zuccheri solubili 5,7 grammi

Salse e creme e condimenti

Cipagro

Ingredienti
Aceto bianco mezzo bicchiere medio
Acqua
Cipolle 2
Farina 2 cucchiaini
Olio extravergine di oliva
Sale (non raffinato bianco)
Vino bianco 1 bicchiere
Zucchero (non raffinato bianco)

Dopo aver lavato e pulito le cipolle mettetele in una padella con un poco di olio quanto basta affinché non si attacchino e lasciatele appassire lentamente.

Aggiungete un poco di aceto fino a sfumare e dopo un poco di vino lasciando cuocere per una decina di minuti. Dopo aggiungete il sale e lo zucchero.

Quando le cipolle sono pronte aggiungete un poco di farina e lasciatele tostare leggermente.

Aggiungete un poco di acqua calda mescolando finché il composto ha la consistenza di una salsa. Si abbina bene con la carne, le patate e il pesce.

Salsaci

Ingredienti
Aglio in polvere
Cipolle tritate 400 grammi
Olio d'oliva extravergine
Maionese 200 grammi
Panna acida 300 grammi
Sale (non raffinato bianco)

Lavate bene le cipolle e tagliatele finemente, meglio se tritate, e mettetele in una casseruola dove avete aggiunto l'olio e il sale quanto basta secondo il proprio gusto. Dovete mescolare continuamente finché le cipolle sembrano caramellate, cosa che si verifica in circa venti minuti.

Quando le cipolle sono pronte lasciatele raffreddare e poi mettetele insieme alla panna, alla maionese, all'aglio in una ciotola. Mescolate finché la consistenza è cremosa. Assaggiate e correggete di sale o con altro elemento se vi sembra carente. Coprite la ciotola con un foglio di alluminio e mettetela in frigo per alcune ore.

Si abbina bene con il pane e le verdure.

Io vi consiglio di usare una maionese leggera e la panna acida di qualità.

Yoguci

Ingredienti
Cipolla di tipo rosso 1
Cetriolini tritati 6
Maionese 50 grammi
Uova sode 2
Yogurth naturale 200 grammi

Lavate le cipolle, i cetrioli e triturateli
finemente. Preparate una soluzione di acqua e
bicarbonato di sodio. Metteteci le cipolle e i
cetriolini e lasciateli un paio di ore. Dopo
scolate il tutto e unitelo alla maionese e allo
yogurth e aggiungete le uova sbriciolate.
Mescolate il tutto fino ad ottenere una salsa.

Guacamole

Ingredienti
Avocado maturi 2
Cipolle 1
Limone 2
Lime 1
Pepe (non consigliato)
Peperoncino
Pomodori 2
Sale (non raffinato bianco)

Tagliate gli avocado a metà, togliete il nocciolo e la buccia e fate a pezzetti la polpa e spremeteci subito sopra il succo di limone per evitare l'ossidazione della polpa.

Schiacciate la polpa fino a quando diventa una poltiglia cremosa.

Lavate l'aglio, la cipolla, il peperoncino, i pomodori, pulite e sminuzzateli finemente.

Unite il tutto alla crema di avocado e impastate per amalgamarli.

Lavate ben la scorza del lime e grattugiatela e aggiungetela al composto insieme al suo succo del frutto.

Salate senza eccedere quanto basta.

Aggiungete un poco di olio e impastate il tutto fino a raggiungere la densità idonea.

Lasciate riposare per un'ora al fresco prima di utilizzare la salsa.

Antipasti a base di cipolla

Tarcip

Ingredienti
Cipolle 4 grandi
Sale grosso integrale vergine 2 kg
10 gr burro
Farina 10 grammi
Latte 10 cc
Uovo (1 tuorlo)
Parmigiano grattugiato 50 gr
Tartufo 50 grammi
Sale fino integrale (una manciata)
Noce moscata

In una teglia da forno mettere le cipolle e ricoprirle con il sale grosso. Regolate il forno ad una temperatura intorno ai 180 °C e lasciateci la teglia che avete preparato per 1 ora. Al termine del tempo, estraete e lasciate raffreddare. Mentre la teglia è al forno, in una casseruola piccola, sciogliete il burro e poi aggiungete la farina. Tostate leggermente il tutto e aggiungete il latte, la noce moscata (che avrete grattato) e il sale. Da quando giunge a ebollizione lasciate trascorrere alcuni minuti. Togliete dal fuoco e mentre è ancora calda, aggiungete, impastando, il tuorlo di uovo e il parmigiano.

Quando le cipolle sono fredde, toglietele dal sale e praticate un 'incisione in modo tale da poter estrarre la parte centrale senza rovinarle.

Quello che avete estratto mettetelo in un mixer insieme al composto preparato e amalgamate il tutto.

Il composto ottenuto mettetelo in una sac à pôche (se ci riuscite anche senza) e riempite le cipolle.

Mettete le cipolle in una teglia e grattateci sopra il tartufo. Regolate il forno e quando è ad una temperatura tra i 180° C e i 200°C infornate la teglia.

Lasciatela per alcuni minuti.

Estraete e servite subito.

Crostini

Ingredienti
Acqua
Cipolle di tipo rosso 2
Erba cipollina
Formaggio morbido
Mozzarella 1
Olio di oliva extra vergine
Pane a fette 6
Sale (non raffinato bianco)
Zucchero (non raffinato bianco)

Lavate bene le cipolle e affettatele e poi mettetele in una padella con un poco di oli tanto quanto basta affinché non si attacchino al fondo. Fatele cuocere molto lentamente finché appaiono rosolate e poi aggiungete un poco di acqua e di zucchero.

Devono cuocere finché le cipolle si caramellano un poco, se durante la cottura è necessario, aggiungete acqua e olio stando bene di non prolungare troppo la cottura. In media ci vogliono circa venti minuti.

Lasciate raffreddare il tutto. Sulle fette di pane mettete il formaggio e l'erba cipollina tritate finemente poi mettete sopra il composto di cipolle preparato.

Mettete le fette, così preparate, in una teglia e poi in un forno caldo a circa 160-200 °C.

Lasciate cuocere per circa dieci minuti o per il tempo che le fette si tostano e il formaggio si fonde.

Primi piatti a base di cipolla

Tortino di cipolle

Ingredienti
Basilico
Cipolle bianche 800 grammi
Farina integrale di frumento 250 grammi
Latte
Olio extra vergine di oliva
Pane grattato
Pomodori 4
Prezzemolo tritato
Sale
Uova 2

Disponete la farina a cerchio in modo che al centro resti una zona libera dove metterete un uovo, un pizzico di sale e di olio. Amalgamate con le mani con azione continua finché l'impasto avrà una consistenza morbida, ma compatta. Se durante la preparazione diviene troppo consistente aggiungete acqua fredda quanta è necessaria. Prendete l'impasto e lasciatelo riposare in frigo per una ventina di minuti avvolto in un panno di cotone.
Nel frattempo, dopo aver lavato e tagliuzzato finemente le cipolle, mettetele in una casseruola con olio di oliva quanto basta per

appassirle lentamente. Mentre le cipolle si cuociono preparate un composto con due cucchiai di latte e di pane grattato, un uovo, un pizzico di sale.

Unite le cipolle appassite e il preparato mescolando completamente il tutto.

Togliete la pasta dal frigo e in una teglia tonda stendetela in modo tale che l'altezza non sia superiore ad un centimetro, ma non inferiore a 0,5 centimetri.

Coprite la pasta, distribuendolo uniformemente, con il composto di cipolle appassite e sopra distribuite i pomodori tagliati (che avrete scelto piccoli, tondi e maturi). Spolverate tutto con basilico e prezzemolo tritati finemente.

Cuocete in forno a temperatura non superiore a 200 °C per un tempo che va da 25 a 35 minuti.

Potete servire alla temperatura che preferite.

Cipripi

Ingredienti
Cipolle grandi 4
Olio extravergine d'oliva quanto basta
Pane grattato quanto basta
Parmigiano grattugiato quanto basta
Ricotta di pecora 150 grammi
Sale integrale vergine quanto basta
Uovo 1

Bollite, dopo averle pulite e lavate, le cipolle in acqua salata. Scolatele quando sono ancora sufficientemente dure da poter essere lavorate, ma ben lessate. Lasciatele asciugare. Poi dovete togliere la parte interna della cipolla senza rovinarla. Potete provare con un cucchiaio con un movimento semicircolare in senso orario oppure con uno di quei appositi attrezzi. Tritate la parte estratta e amalgamatela con il tuorlo dell'uovo, la ricotta, , il parmigiano. Montate a neve il bianco dell'uovo e unitelo al composto. Riempite con questo la parte delle cipolle svuotate. Ungete una teglia con l'olio e metteci le cipolle su cui verserete pochissimo olio e spolverizzerete con il pane grattugiato. Regolate la temperatura del forno intorno ai 180 °C e cucinate finché le cipolle doreranno e risulteranno abbastanza morbide, ma comunque croccanti.

Pasta alle cipolle

Ingredienti
Aglio mezzo di media grandezza
Cipolle 4 di media grandezza
Olio extravergine di oliva
Origano
Pangrattato mezzo etto

Pasta 400 grammi (preferibilmente corta)
Peperoncino non eccessivamente piccante
Vino bianco

Lavate bene cipolle e aglio e tagliuzzateli. Se le cipolle hanno l'anima interna toglietela prima di affettarle. Prendete una padella antiaderente (meglio se quella così detta in pietra) e versateci l'olio quanto basta per ungere bene il fondo. Fate soffriggere a fuoco basso lentamente per un paio di minuti cipolla e aglio dopodiché toglietela dal fuoco e lasciate che l'olio si raffreddi un poco. Aggiungete un mezzo bicchiere di acqua (non eccedete) e rimettete la padella sul fuoco. Fate cuocere finché l'acqua si è consumata. Fate attenzione che le cipolle non appassiscono troppo e unite il pangrattato lasciandolo rosolare un poco. Innaffiate con il vino e poi aggiungete peperoncino (non eccedete), origano e sale. La quantità giusta di vino la detta l'esperienza indicativamente mezzo bicchiere dovrebbe bastare. Ovviamente nel frattempo avete messo a bollire la pasta che dovrete scolare un paio di minuti prima della cottura ideale. Scolate bene la pasta e mettetela nella padella dove oltre al condimento ci dovrebbe essere anche un poco di vino.

Finite la cottura della pasta ripassandola in padella.

Pasta al tonno e cipolle

Ingredienti
Aglio 2 spicchi
Cipolla 2 di media grandezza
Olio extravergine di oliva
Pasta corta 400 grammi
Sale integrale vergine
Tonno 400 grammi (conservato in olio extravergine di oliva o al naturale)
Vino bianco

Lavate e tagliate in pezzetti minuscoli l'aglio e la cipolla. In una padella capiente (possibilmente antiaderente) mettete l'olio quanto basta affinché possiate dorare la cipolla e l'aglio cuocendoli lentamente su un fuoco basso.
Appena pronto, aggiungete il tonno sminuzzato e continuate la cottura per un poco poi innaffiate con il vino e salate.
Nel frattempo avete bollito la pasta e scolata un paio di minuti prima della cottura ideale.
Versate la pasta nella padella e ripassatela fino a completare la cottura mescolando continuamente. Servite calda.

Secondi piatti a base di cipolla

Salmone alla cipolla

Ingredienti
Aceto balsamico
Arance 4
Cipolla rossa grande 1
Olio extravergine d'oliva
Salmone 4 tranci

In una padella (meglio se quella così detta in pietra) spremete il succo di tre arance, un paio di cucchiai di olio quindi mettete la cipolla sminuzzata e un pizzico di sale. Amalgamate il tutto e immergeteci il salmone affinché si insaporisca. Riscaldate una piastra e metteteci i tranci di salmone. Versate una parte della salsa e lasciate cuocere circa dieci minuti (dipende dalla potenza della fiamma). Girate i tranci e versate un'altra parte della salsa e lasciate cuocere per un tempo come il precedente.
Quando il salmone è pronto, mettetelo su un piatto e versateci sopra la salsa rimasta, un cucchiaio di aceto e un filo di olio.

Frittata di cipolla

Ingredienti
Basilico
Cipolle bianche 2 grandi

Olio extravergine di oliva
Prezzemolo
Sale integrale vergine fino
Uova 4

Lavate le cipolle, spellatele e tagliatele finemente. In una padella così detta di pietra, mettete olio quanto basta affinché possiate appassire le cipolle. Quando le cipolle sono pronte, sminuzzate con le mani un paio di foglie di basilico e un poco di prezzemolo e mettete tutto in padella. Rompete e sbattete in una ciotola le uova finché i tuorli e l'albume si amalgamano. Salate con moderazione. Versate il composto nella padella e poi aiutandovi con una paletta di legno, distribuite le uova in modo che incorporino bene le cipolle. Sempre con la paletta rimuovete dai bordi eventuali striature di uovo. Fate cuocere finché la parte della frittata inferiore è dorata. Controllate alzando una parte della frittata. Quando la parte inferiore è ben cotta, mettete un coperchio piatto sulla padella in maniera che la copra bene. Prendete la padella e rovesciatela affinché la frittata si trasferisca sul coperchio. Rimettete la padella sul fuoco e fate scivolare la frittata capovolta sul fondo. Ora dovreste avere la parte ben cotta superiormente, ben visibile. Lasciate cuocere ancora finché la parte inferiore risulterà dorata. Servite tiepida.

Contorni a base di cipolla

Insalata allegra

Ingredienti
Arance 4
Cipolla fresca 2
Insalata detta iceberg
Olive nere 10
Olive verdi 10
Olio di oliva extravergine
Sale integrale vergine fino
Sedano

Lavate bene l'insalata e tagliuzzatela e mettetela in una ciotola.
Preparate le arance, togliendo la buccia e la peluria bianca attorno agli spicchi.
Poi tagliate a pezzetti stando sopra la ciotola in maniera tale che il succo non si disperda.
Fate a pezzetti le olive nere, quelle verdi e il sedano metteteli nella ciotola.
Spargete il sale quanto basta per il vostro gusto. Innaffiate con olio di oliva. Mescolate il tutto a lungo con vigore e servite.

Insalata a base di cipolle.

La ricetta si presta a molte variante quindi vi do la ricetta base e poi le varianti principali.

Ricetta base

Ingredienti
Aglio 1 spicchio grande
Basilico 2 foglie
Cipolle 4 dolci
Limone 1
Indivia o lattuga
Pomodori maturi ma ancora sodi
Olio extravergine di oliva
Sale integrale vergine

Tagliate l'aglio in fettine piccole e sottili. Spezzettate il basilico con le mani. Tagliuzzate le cipolle in pezzi piccoli. Tagliate l'insalate in pezzi nella dimensione che siete soliti mangiare. Tagliate a spicchi i pomodori in proporzione alla grandezza che avete deciso per l'insalata. Unite tutti gli ingredienti in una ciotola. Salate secondo i vostri gusti spolverando sugli ingredienti. Tagliate il limone a metà e spremetelo avendo cura che il succo cada sul sale e lo trascini con se. Aggiungete olio quanto basta perché unga tutti i componenti. Mescolate a lungo e con vigore con movimento circolare dal basso verso l'alto.

Variante 1

Aggiungete agli ingrediente anche il tonno preferibilmente tranci, ma va bene anche quello in scatolette se conservato in olio di oliva (dopo averlo scolato dall'olio di conservazione).

Variante 2

Preparate del salmone cucinandolo in padella con un filo di olio e molto limone. Se durante la cottura il limone si consuma e l'olio è assorbito completamente aggiungete un filo di acqua affinché non si attacchi. Quando pronto lasciatelo raffreddare, sminuzzatelo e aggiungetelo alla ricetta base.

Variante 3

Nella ricetta base dopo aver condito con il limone, spremete un'arancia sugli ingredienti e poi continuate come descritto.

Variante 4

Invece della lattuga o indivia, usate la valeriana come insalata, si abbina molte bene.

Variante 5
In una padella antiaderente (ottimale sarebbero quelle così dette in pietra) mettete un filo di olio tanto da ungere il fondo della padella, rompete due uova e subito mentre si cuociono sbattetele continuamente con un mestolo di

legno in maniera tale che si spezzettino.
Appena cotte continuate l'opera di
sminuzzamento. Devono essere poco visibili
nella ricetta base a cui le aggiungerete.

Variante 6

Tostate del pan grattato in una padella con olio
(non esagerate con la cottura) a fuoco lento.
Spolverate la ricetta base con il pane tostato.

Variante 7

Bollite un poco di farro e di orzo finché
diventano morbidi. Scolateli e aggiungeteli alla
ricetta base.

Variante 8

In questo caso la quantità di basilico deve
essere maggiore nella ricetta base in cui non
dovrete eliminare l'insalata. Al posto di questa
mettete del tonno. Dopo aver amalgamato il
tutto, ripassatelo in olio dove avete soffritto
lentamente e fino a doratura dell'aglio. Bollite
la pasta (si adattano bene i rigatoni e gli
spaghetti) e scolatela ancora al dente, mettetela
nella padella e ripassatela per alcuni minuti. Si
mangia tiepida o fredda.

Confettura e marmellata

Cipollazio

Ingredienti
Aceto
Cipolle rosse (dolci) 500 grammi
More e mirtilli 500 grammi
Mela 1
Peperoncino
Sale marino integrale vergine grosso
Zucchero di canna integrale vergine 300 grammi

Pulite e lavate le cipolle, le more, i mirtilli e la mela e mettetele tutte insieme a cuocere ad una temperatura di circa 100 °C.
Dopo 30 minuti aggiungete zucchero, peperoncino, sale e aceto. Mescolate bene e lasciare maturare per tre ore. Riprendete la cottura per un tempo indicativo di 25 minuti, ma controllate continuamente perché lo zucchero tenderà ad addensarsi
Preparate dei vasetti in vetro con chiusura ermetica sterilizzandoli.
Versate la confettura nei vasetti quando è bollente, chiudete con i tappi e lasciatela raffreddare capovolta.
Quando è fredda si può riporre.
Si conserva per parecchi mesi.

Marmellata di cipolle

Ingredienti
Aceto balsamico
Alloro in foglie
Chiodi di garofano 6
Cipolle 1 kg
Sale integrale vergine
Uvetta sultanina mezzo etto
Vino rosso
Zucchero di canna integrale 500 grammi

Lavate bene le cipolle e sminuzzatele. Mettetele in una pentola e poi aggiungete mezzo bicchiere di aceto e due di vino, alcune foglie di alloro e i chiodi di garofano.
 Lasciate che si macerino per 4 ore.
Quando è pronta mettete tutto sul fuoco e aggiungete lo zucchero e uvetta.
Regolate la fiamma in maniera tale che la cottura sia lenta.
Deve rimanere sul fuoco circa 40 minuti. Comunque controllate che resti morbida, mescolate frequentemente e dopo venti minuti di cottura aggiungete un pizzico di sale.
Nel frattempo sterilizzate dei vasetti di vetro che abbiano il tappo con chiusura ermetica. Appena pronta, quando è calda, versatela nei vasetti e lasciatela raffreddare.

Quando è fredda chiudete con i tappi ermetici e procedete di nuovo alla sterilizzazione del vasetto facendolo stare alcuni minuti in acqua bollente. Ricordate di non riempire il vasetto fino all'orlo perché nella sterilizzazione finale potrebbe scoppiare (fino alla base del collo va bene nella maggior parte dei casi). Per evitare altre possibili rotture dei vasetti nella sterilizzazione finale, involtateli, prima di portarli a bollitura, in panni morbidi in modo da evitare che cozzino uno contro l'altro.

Focaccia a base di cipolla

La preparazione della focaccia è soggetta a molte variazioni, quella che vi propongo è gustosa e non troppo complessa. Ci vuole solo un poco di tempo e pazienza.

Ingredienti
Acqua tiepida un quarto di litro
Cipolle bianche 2
Farina 0 500 grammi
Lievito di birra 20 grammi
Olio extravergine di oliva
Olive nere
Patata 1
Sale integrale vergine fino 20 grammi
Zucchero di canna integrale vergine

Mescolate la farina al sale, ma non eccedete

con quest'ultimo. Pulite e lessate la patata e poi unitela alla farina. In un recipiente con un poco di acqua sciogliete lo zucchero e il lievito. Quando pronto unitela alla farina aggiungendo anche un poco di olio. Impastate bene fino ad ottenere una pasta che poi dovrete lasciare lievitare avvolta in un panno per un paio di ore.

Mentre aspettate che la pasta lieviti, lavate e sminuzzate le cipolle. Mettetele in una padella con un poco di olio e fatele appassire. Poi aggiungete un poco di acqua e cuocetele completamente. Se l'acqua non dovesse essere sufficiente, aggiungetene un poco alla volta.

Quando la pasta è pronta, ungete una teglia con l'olio, maneggiate l'impasto velocemente e stendetelo bene nella teglia. Prendete uno spillone e fate dei buchetti sulla superficie della pasta. Distribuite uniformemente le cipolle sulla superficie insieme alle olive nere spezzettate. Coprite la teglia con un panno caldo e lasciate lievitare per un'altra ora.

Fate riscaldare il forno fino a circa 200 °C e infornate la teglia quando la pasta ha lievitato. Il tempo di cottura indicativo è di circa 22 minuti, ma è meglio che controlliate e estraiate la teglia quando la focaccia è dorata e croccante. Risultati migliori si ottengono con un forno ventilato.

Fiere e sagre della cipolla in Italia

Acquaviva delle Fonti (Ba) – si tiene in luglio e la protagonista è la cipolla rossa omonima. L'ultima edizione prevedeva la distribuzione di un kit, di una card e biglietti di una lotteria.

Arquata – In occasione della festa di San Bartolomeo. Molte bancarelle.

Breme (Pv) – tutti gli anni si tiene una sagra imperniata sulla cipolla di tipo rosso omonima. La sagra si svolge in Giugno, nell'ultima edizione dall'11 al 21 ed è stata accompagnata da vari intrattenimenti: musica dal vivo, balli, mostre visite guidate e soprattutto di mangiare piatti a base di questa famosa cipolla. Tipici sono: nervetti con cipolle, spaghetti con salsa di cipolle, zuppa di cipolle, frittata di cipolle.

Cannara (Pg) – Si tiene in settembre la festa annuale della cipolla omonima. Oltre ai piatti a base di cipolla ci sono bancarelle, spettacoli, attività all'aperto, gare e ospiti.

Castelleone di Suasa (AN) – si tiene in settembre e vede oltre a piatti a base della cipolla omonima nelle osterie anche stand, musica, danze, mercatini, giochi per bambini.

Castrofilippo (Ag) – oltre a piatti a base di cipolle c'è anche la premiazione di quella a maggiore pezzatura e stand espositivi.

Fara filiorum petri (Ch) – è una cipolla bianca la protagonista di questa sagra che si svolge in Agosto. Occasione di visitare uno splendido borgo, oltre a degustazioni tipiche della zona a base di cipolla.

Fontaneto d'Agogna – vedi *Cureggio*.

Giarratana (Rg) – la sagra ha per protagonista questo tipo di cipolla che è piatta, grande e dolce. Piatti a base di cipolla sono il perno centrale della festa mentre musica, arte e fuochi di artificio fanno da contorno.

Isernia – in occasione della ricorrenza della festa di San Pietro e Paolo, si tiene la festa delle cipolle. In Giugno quindi si rinnova questa sagra che ha origini molto antiche. Durante la festa, oltre a degustazioni gastronomiche ci sono eventi musicali in tutto il centro della città.

Ivrea (To)– si tiene a maggio nel quartiere San Bernardo dal 2004 e vede, oltre ad animazioni di contorno, come protagonista la cipolla ripiena.

Mezzolara – (Bo) – è una fiera che si tiene da trent'anni e come protagonista culinaria è la cipolla. Ruota intorno all'ultima domenica di settembre in occasione della festa di San Michele (29 settembre)

Partanna (Tp) – si tiene alla fine di luglio la sagra con protagonista l'omonima cipolla rossa. La manifestazione lega il prodotto gastronomico con eventi legati all'arte.

Pontecurone (Al) – una sagra che propone ricette tipiche a base di cipolla come gli anelli con pastella e poi fritti. Si tiene in agosto.

Ricadi Vibo Valentia – sagra che si tiene dal 1978 il 13 agosto e che vede la cipolla come protagonista in piatti come la zuppa, la frittata, la marmellata. Eventi contornano la festa come musica, canti locali, balli popolari, giochi e infine con uno spettacolo pirotecnico.

Roncarolo (Caorso-Pc) – sagra contornata da vari eventi, nell'ultima edizione: musica, spettacoli, navigazione sul Po, mostra fotografica e stand gastronomici.

Sala Baganza (PR) – piatti tipici a base di cipolla contornati da musica dal vivo e giochi per bambini.

San Pietro al Tanagro (SA) – si tiene in agosto in più giornate, la manifestazione dedicata alla cipolla. Nell'ultima edizione oltre alla degustazione gastronomica negli stand ci sono stati giochi rionali, fiera, trekking urbano e musica.

Treschietto – Bagnone (Ms) – la sagra si tiene in maggio e vede protagonista l'omonima cipolla piccola e tonda, rossa all'esterno e rosa striata di bianco all'interno. Durante la sagra si possono acquistare prodotti locali e visitare il suggestivo borgo antico.

Tropea (Vv) – in Luglio si tiene la sagra di questa famosa cipolla rossa. Durante la manifestazione si possono degustare specialità a base di cipolla negli stand allestiti. Alla cipolla spesso è affiancato il pesce azzurro.

Valganna (Va) – dal 2003 si tiene una sagra che vede molti piatti a base di cipolla protagonisti della festa.

Vatolla (Sa) – percorso di degustazione della cipolla attraverso eventi culturali, artistici e di spettacoli.

Nomi dialettali della cipolla

Basilicata - cevodda, lampascione.

Calabria – cipuja.

Campania – cepodda.

Emilia Romagna - sigóla, sigòla, zivalla, zvolla, zzivóla.

Lazio – cipolla.

Liguria - çevula, çiòula, siòula.

Lombardia - scìgola, scìgula, zìgula, sigóla, sigùla, zìgula.

Marche - cépolla, cibolla, cipolla.

Molise - cepolla, cepolle.

Puglia - c'podd, cepódde, cepuddére, cipuddhra, lambascione.

Sardegna - achepudda, alideddu, cibudda de colorus, lampajoni.

Sicilia - cipuddazza, cipuddazzu, porrazzu.

Toscana - cipolla, cipolla canina.

Trentino Alto Adige – zìgola.

Umbria – cipolla.

Valle d'Aosta - egnon, ognon, segola.

Veneto - çegola, seòla, seoLa, sioa, theola.

La cipolla nelle lingue del mondo

Albanese - Qepë, Qepa

Amarico - Key Shinkurt

Arabo - Basal

Aramaico - Besel, Qish

Azero - Soğan, Soğanaq, Baş soğan

Basco - Tipula

Bielorusso - Cybulía, Luk, Cybulía repčataja

Bretone - Ognon, Chalotezenn Penn-chalotez

Bulgaro - Kromid, Luk

Catalano - Ceba

Cinese (cantonese) - Chung tauh, Yeuhng chung

Cinese (mandarino) - Cong tou, Yang cong

Copto - Emjol

Coreano - Eonieon, Onieon, Yangpa

Croato - Crveni luk, Lukovica češnjaka

Ceco - Cibule, Cibule kuchyňská, Šalotka

Danese - Løg

Ebreo - Bazal, Batsal

Esperanto - Cepo

Estone - Harili sibul

Finlandese - Ruokasipuli

Francese - Oignon

Gaelico - Siobaid, Uinnean

Galiziano - Cebola

Georgiano - Khakhvi, Xaxvi

Greco - Kremmidi

Greco antico - Krommyon, Polyeidos

Hindi - Pyaj, Piyaj, Pyaz, Piyaz, Ganda

Indonesiano - Bawang merah; Bawang daun, Daun bawang

Inglese - Scallion

Irlandese - Oinniún

Italiano - Cipolla

Giapponese - Tamanegi, Wakegi, Onion

Kannada - Irulli, Nirulle, Ulli

Khmer - Khtim slek, Khtim kraham

Lao - Hom bua, Pak bua, Phak bua hua nyai

Latino - Bulbus, Cepa, Cepula, Unio

Lituano - Valgomasis svogūnas

Macedone - Kromid

Maltese - Basal

Mongolo - Songino

Nepalese - Piaz

Norvegese - Kepaløk

Portoghese - Cebola

Provenzale - Cebo

Punjabi - Piaj, Piaz

Romania - Arpagic, Ceapă; Ciapă (Moldovan)

Russo - Luk, Luk repchatyj

Sanscrito - Palandu

Serbo - Crni luk, Luk crveni, Kapula

Slovacco - Cibuľa, Cibuľa kuchynská, Cesnak cibuľový,

Sloveno - Čebula

Spagnolo - Cebolla

Swahili - Kitunguu

Svedese - Lök, Rödlök

Tamil - Irulli, Vengayam

Tailandese - Hom hao, Hom khao, Hom hain

Tedesco - Ui, Ajuin

Tibetano - Btsong, Tsong; Btsong sngon po, Tsong ngonpo

Turco - Soğan, Basal

Ucraino - Tsybulya ripchasta, Tsybulyna

Ungherese - Hagyma, Vöröshagyma; Zöldhagyma, Újhagyma

Urdu - Pyaz

Uzbeco - Piyoz

Vietnamita - Hanh, Hanh cu, Hanh tay

Yiddish - Tsibale, Tsibele, Gortn-tsibele

Produzione nel mondo di cipolla

Maggiori produttori

La Cina e l'India sono i maggiori produttori di cipolle nel mondo, insieme costituiscono quasi la metà della produzione mondiale. Il maggiore produttore è la Cina seguita a ruota dall'India, a sua volta seguita da Stati Uniti, Turchia, Russia, Giappone, Egitto, Spagna e Olanda. Però il maggior esportatore sono i Paesi Bassi seguiti dall'India a sua volta seguita da Messico e Stati Uniti.

In Europa il maggior produttore sono Paesi Bassi seguiti da Ucraina e poi Spagna, Polonia, Germania, Francia, Gran Bretagna e Italia.

Proverbi, citazioni e modi di dire

Abruzzo
Dagli e dagli, le cipolle diventano agli.

Campania

Meglio pane e cipolle a casa tua, che gallina e fagiano in casa d'altri.
Pane e cipolla a casa propria che galline e confetti in casa altrui.
Pane e cipolle e cuore contento.
Ci manci cipuddhra te vene la uce (se mangi cipolla ti torna la voce).
Ci lu stommicu bonu ole cu staje cipuddhra e tiaulicchiu aje te manciare (se vuoi stare bene di stomaco devi mangiare cipolla e peperoni piccanti).

Puglia

Io dico aglio e quello risponde cipolla
Sardegna
Sei andato aglio e sei tornato cipolla.
Ogni ortolano vanta la sua cipolla.

Sicilia

L'invidia brucia gli occhi come la cipolla.

U tagghiu a cipudda e a iddu ci chiànginu l'ucchi (io taglio la cipolla ed è a lui che lacrimano gli occhi).

Toscana

Chi ha vitello in tavola non mangia cipolla.
Chi è uso alle cipolle, non vada a' pasticci.

Veneto

Due donne e una cipolla fanno un mercato.

Altri

Chi pratica la cipolla non va dal dottore.
La cipolla cotta guarisce il malato e quella cruda ammazza il sano.
La cipolla è il formaggio dei poveri.
La cipolla ha più bucce delle donne.
Meglio pane e cipolla in casa tua che arrosto in casa d'altri.
Per San Giovanni si svellon le cipolle e gli agli.

Cristoforo Poggiali -- chi ne' campi sul lavoro stenta, son manna le cipolle e la polenta.

Egitto

Un giorno miele, un giorno cipolle.

Scheda botanica della cipolla

Prima di proporre la scheda devo spiegare alcuni termini contenuti in esse perché appartenenti al gergo scientifico specializzato e quindi non patrimonio di tutti.

Qui si fa riferimento al sistema Cronquist che è una classificazione che riguarda le piante con fiori. Il sistema fu sviluppato da Arthur Cronquist e divide le piante in monocotiledoni e dicotiledoni, mentre gli altri ordini che sono in relazione sono posti in sottoclassi. Il sistema è molto usato, anche se si va affermando quello APG.

Il Domino è un gruppo di recente introduzione che classifica le specie viventi in base alla loro diversificazione genetica. I gruppi del dominio sono tre e vi appartengono a ognuno quegli esseri con patrimonio genetico più simile.

Eucariota è quel gruppo a cui appartengono gli esseri viventi mono o pluricellulari con cellule che hanno un nucleo.

Il termine Regno, inizialmente, si intendeva la classificazione in base alla mobilità. Quando Linneo introdusse il termine, divise il mondo in due regni: animale e vegetale. Col progredire della scienza però questa divisione risultò stretta e oggi si riconoscono fino a sette regni: Archaea, Bacteria, Protista, Chromista,

Fungi, Plantae, Animalia.

Il termine Divisione (Philum) è quella classificazione che raggruppa organismi strutturalmente comuni, anche se morfologicamente non rilevabile.
Una Sottoclasse è una categoria della classificazione degli esseri viventi che sta tra la classe e l'ordine.
L'Ordine è una classificazione il cui ordine inferiore è la famiglia, quindi nello stesso ordine ci possono essere più famiglie.

Scheda botanica

Dominio: Eucariota
Regno: Plantae
Sottoregno: Viridaeplantae
Divisione (Phylum)
Sottodivisione: Magnoliophytina
Classe: Liliopsida Brongn
Sottoclasse: Liliidae
SuperOrdine: Lilianae
Ordine: Amaryllidales
Famiglia: Alliaceae
Sottofamiglia: Allioideae
Tribù: Allieae
Sottotribù: Alliinae
Genere: Allium
Specie: Allium cepa

La cipolla negli stemmi

Certaldo (stemma del comune) –
probabilmente furono i conti Alberti che nel
XII secolo introdussero la cipolla nello stemma
del comune di Certaldo. Lo stemma è uno
scudo in due parti, una bianca e l'altra rossa
con la cipolla su quello bianco. Nello stemma
vi è anche il motto: Per natura sono forte e
dolce ancora e piaccio a chi sta e a chi lavora.

Cepolla-Cepollini (famiglia di Albenga) -
Stemma scolpito e presente nel palazzo Peloso
Cepolla di Albenga.

Cipolla (famiglia anticamente detta Ceola) –
lo stemma presenta uno scudo a fondo giallo-
arancione su cui al centro compare una cipolla
rossa. Sopra lo scudo un elmo con corona
contornato da motivi a piuma floreale.

Cipolla (famiglia Sicilia) – Lo stemma è uno
scudo a fondo d'oro con banda trasversale
azzurra. Nella parte superiore destra ci sono
due cipolle ordinate secondo la banda, mentre
nella parte inferiore sinistra compare un leone.
Zona interessata Taormina.

Miti, leggende, superstizioni e frasi

Secondo un'**antica credenza, in** caso di malocchio e dei bruciori e disturbi provocati da questo, la cura necessaria era costituita dal mangiare le cipolle cotte e poi bere l'acqua in cui erano state bollite.

Nel passato per scegliere tra i vari pretendenti, le ragazze che non riuscivano a decidere, scrivevano i nomi su varie cipolle e la prima che fosse germogliata avrebbe indicato il nome della persona giusta.

Secondo alcuni si può **guarire dalle verruche** se si strofina su di esse una cipolla. Poi bisogna lanciare la cipolla dietro sulla propria destra e allontanarsi senza voltarsi indietro.

In Sicilia alcuni recitano il seguente scongiuro: San Paolo fece la vespa e san Paolo la domò. Bisogna ripeterlo tre volte mentre si applica la cipolla dove una vespa ha punto in maniera da non subirne le conseguenze.

In Europa, nel passato, per molto tempo si è creduto che la cipolla potesse tenere lontani i demoni, le malattie e gli invidiosi. Dovunque erano appese cipolle usate come amuleti.

Plutarco racconta l'origine della credenza degli antichi romani secondo cui le cipolle unite a sardelle e capelli potessero esorcizzare i fulmini.

Zeus si presentò al re Numa a cui disse che per esorcizzare i fulmini ci volevano le teste.

Allora Numa chiese: " Di cipolla?"

"Di uomini" urlò Zeus.

"Allora vuoi i capelli?"

"Di viventi" disse Zeus.

"Allora sardelle" rispose Numa.

Da allora per esorcizzare i fulmini, si cominciò a credere che ci volessero le sardelle, i capelli e le cipolle.

Nelle Marche sognare una cipolla è presagio di notizie o fatti piccanti.

A Buto in val di Vara, la sera del 24 giugno si accendono fuochi sotto alle ceneri e si cuociono patate e cipolle. Si crede che si irrobustiranno i capelli mangiandone la mattina seguente.

Alcuni credono che il **mal di gola** si possa alleviare bollendo una cipolla nel latte.

In passato si credeva che portasse **male** bruciare le cipolle.

In passato si credeva che trovare una cipolla con otto strati fosse segno di un inverno davvero brutto.

In passato si credeva che se si fosse tagliata una cipolla a metà e messa sotto il letto di un ammalato di febbre, questo sarebbe guarito.

Molti credevano che tenere le cipolle nella tasca sinistra proteggesse dalle **malattie**.

Ancora oggi, molti **sedicenti maghi** sono convinti che ci si possa proteggere dall'invidia e dalla malvagità conficcando su un legno una cipolla bianca con dei chiodi neri e poi tenendola sul davanzale della finestra.

La vita è come una cipolla: togli i vari strati, e alla fine scopri che non c'è niente
(**James Gibbos Huneker**)

Non ha il sapore delle mie cipolle ciò che nella real pentola bolle.
(**Cristoforo Poggiali** 1821)

La cipolla è un'altra cosa.
Interiora non ne ha.
Completamente cipolla
fino alla cipollità.

Cipolluta di fuori,
cipollosa fino al cuore,
potrebbe guardarsi dentro
senza provare timore…
(**Wislawa Szymborska** 1976)

Cipollino era figlio di Cipollone e aveva sette
fratelli: Cipolletto, Cipollotto, Cipolluccio e
così di seguito, tutti nomi adatti ad una
famiglia di cipolle. Gente per bene, bisogna
dirlo subito, però piuttosto sfortunata. Cosa
volete, quando si nasce cipolle, le lacrime sono
di casa.
(**Gianni Rodari**)

Quando sono raffreddato so cosa mi occorre:
una cipolla al forno da mangiare prima di
andare a letto.
(attribuita a **George Washington**)

Cipolla
luminosa ampolla,
petalo su petalo
s'è formata la tua bellezza
squame di cristallo t'hanno accresciuta
e nel segreto della terra buia
s'è arrotondato il tuo ventre di rugiada.
Sotto la terra
è avvenuto il miracolo

e quando è apparso
il tuo lento germoglio verde,
e sono nate
le tue foglie come spade nell'orto,
la terra ha accumulato i suoi beni
mostrando la tua nuda trasparenza,
e come con Afrodite il mare remoto
copiò la magnolia
per formare i seni,
la terra così ti ha fatto...
(**Pablo Neruda**)

Altri libri pubblicati dall'autore

Fiabe per adulti – Una raccolta di fiabe indirizzate agli adulti perché i bambini hanno sufficiente fantasia per crearne una da soli ogni giorni. Un libro da tenere sul comodino e leggere una fiaba ogni sera. Fiabe surreali, fantastiche, brevi, lunghe, perfino un'invisibile, che riaccendono l'immaginazione e fanno evadere dai problemi di ogni giorno. La versione ebook la trovi su Amazon e su tutti gli store nazionali e internazionali. La versione cartacea la trovi su Feltrinelli e Ilmiolibro.

Briciole di terra - Un libro dove le contaminazioni, poetiche, prosaiche, fotografiche e frattali, sono coordinate in maniera elegante ed efficace realizzando un'opera godibile e profonda. La versione ebook la trovi su Amazon e su tutti gli store nazionali e internazionali. La versione cartacea la trovi su Feltrinelli e Ilmiolibro.

Ritratti, poesie matematiche – Uno stupendo libro costituito da due parti. Nella prima si presentano poesie che sono ritratti di vita quotidiana e che sono costruite secondo precisi algoritmi matematici. Nella seconda, l'autore

spiega come sono state realizzate le poesie e soprattutto gli innovativi sistemi di analisi dei testi letterari introdotti da lui. Un libro unico, imperdibile.
La versione ebook la trovi su Amazon e su tutti gli store nazionali e internazionali. La versione cartacea la trovi su Feltrinelli e Ilmiolibro.

Se il nero fosse bianco – Il libro da un anno è nei bestseller di Amazon nel settore fotografia. In questo libro l'autore, un fotografo professionista, spiega i principali metodi di composizione e di sintassi fotografica. Bellissime le fotografie che accompagnano i testi. L'autore spiega, per la prima volta, come si realizza la composizione aurea in fotografia ed altri innovativi metodi. La versione ebook la trovi su Amazon e su tutti gli store nazionali e internazionali. La versione cartacea la trovi su Feltrinelli e Ilmiolibro.

Krenf – " ...Krenf è morto. Un libro dedicato alla sua vita nel quartiere latino a Roma dove per tanti anni ha vissuto. Krenf racconta, parla di se, dei suoi amici, dei suoi nemici, dei suoi pregiudizi razziali, delle sue idiosincrasie, dei suoi deliri religiosi, della rabbia che lo ha sempre animato rendendolo violento, arrogante, superbo. Un Krenf reale, diverso dalle sue eleganti apparenze, dalle sue garbate movenze, da quell'immagine stereotipata che hanno tutti coloro che non l'hanno conosciuto personalmente...". La versione ebook la trovi su Amazon e su tutti gli store nazionali e internazionali. La versione cartacea la trovi su Feltrinelli e Ilmiolibro.

Fiabe dell'amore e del piacere – "...Parlare dell'amore e del piacere senza trascendere nell'accademico o invischiandosi in pornografia inutile, è impresa difficile. Sopratutto perché ognuno di noi in fondo, in fondo, ha dei preconcetti che non gli consentono di valutare in maniera totalmente obiettiva. Qualcuno leggendo questo titolo ha pensato ad un contenuto a luci rosse e mi ha chiesto se questo libro fosse adatto a tutte le età. La cosa certa è che ho provato a parlarne in maniera serena e sana senza sacrificare la verità...". La versione ebook la trovi su Amazon e su tutti gli store nazionali e internazionali. La versione cartacea la trovi su Feltrinelli e Ilmiolibro.

Allium, cioè proprietà farmacologiche, storia, coltivazione, ricette e benefici dell'aglio – Il libro fa parte della collana Alimentazione e benessere che man mano pubblica libri dedicati a quegli alimenti realmente nutritivi e benefici per il nostro organismo. Questo libro è dedicato all'aglio e alle sue proprietà farmacologiche. Il libro parte cercando tracce nella storia umana e nella letteratura antica dell'aglio. Poi spiega i benefici che derivano dal suo uso, come coltivarlo, le malattie a cui è soggetta la pianta e ricette a base di aglio.

Altre parti interessanti sono i nomi dialettali, le superstizioni e le credenze sull'aglio, i nomi in tutte le lingue del mondo. Insomma un libro che sarebbe lungo descrivere, ma che risulta certamente un'opera esauriente e scritta chiaramente.

Lo trovi su Amazon in versione ebook cartacea e su Kobo, Feltrinelli e Mondadori in versione ebook.

Juglans Regia, cioè la ghianda di Giove più importante: la noce -- Il terzo volume della collana Alimentazione e benessere dedicato alla noce. In questo volume sono esplorati tutti gli aspetti di questo importante frutto che contiene sostanze favorevoli al benessere del corpo e che è molto apprezzato dal punto di vista culinario. Il libro parte da una descrizione dell'albero per poi cercare le tracce della noce nella storia e nella letteratura umana.

Quindi riporta i miti, le leggende e le superstizioni che
hanno e che ancora circondano la noce. Non sono certo trascurati gli aspetti fitoterapici e benefici della noce così come non è trascurata la coltivazione. Le informazioni che potete trovare sono di molteplici generi: ricette, sagre e fiere, presenza negli stemmi comunali e delle famiglie, proverbi e modi di dire, la noce in tutte le lingue del mondo, varietà del noce e giochi antichi e attuali. Insomma un viaggio nel mondo della noce da non perdere.
Lo trovi su Amazon in versione ebook cartacea e su Kobo, Feltrinelli e Mondadori in versione ebook.

Malus domestica, cioè il pomo della conoscenza: la mela -- Il quarto volume della collana Alimentazione e benessere dedicato alla mela. Un libro prezioso che esplora tutti gli aspetti di questo splendido frutto così importante per il benessere umano. Si parla della coltivazione dell'albero, delle proprietà fitoterapiche del frutto, delle tracce nella storia e nell'arte umana, delle molteplici varietà e di tante altre cose che direttamente o indirettamente riguardano il melo. Un libro da non perdere che va ad arricchire questa splendida collana.

Lo trovi su Amazon in versione ebook cartacea e su Kobo, Feltrinelli e Mondadori in versione ebook.

Le quotazioni di 2200 apparecchi fotografici dal 1900 al 2000 -- Un libro utile al fotoamatore, al collezionista, all'antiquario e al rivenditore di apparecchi fotografici che contiene le valutazioni ponderate di 2200 modelli di fotocamere rilevate in Italia, Europa e America. Dall'indice si può accedere direttamente al marchio che interessa o al produttore. L'arco temporale della produzione degli apparecchi va dal 1900 al 2000. Un libro unico e insostituibile.

Lo trovi su Amazon in versione ebook cartacea e su Kobo, Feltrinelli e Mondadori in versione ebook.

Cameras estimates 1900-2000 -- A useful book to the collector, the amateur photographer, the antique dealer and the seller of cameras. In the book there are 2,200 assessments of cameras ordered alphabetically by manufacturer name. From index of the book you can go directly to the brand of interest.

You can find it on Amazon in print and ebook version. In ebook version on Kobo, Feltrinelli and Mondadori.

Contattare l'autore

Se volete contattare l'autore per chiedere chiarimenti, inoltrare una critica, un apprezzamento, uno scambio di idee o per qualsiasi cosa riteniate utile e necessaria potete spedire una email al seguente indirizzo: arte@systemeuro.com